DU TRAITEMENT PROPHYLACTIQUE

DE

L'OPHTHALMIE DES NOUVEAU-NÉS

PAR L'ACIDE BORIQUE

PAR

Lucien CONNEN

Docteur en médecine de la Faculté de Paris.

PARIS

A. PARENT, IMPRIMEUR DE LA FACULTÉ DE MÉDECINE

A. DAVY, successeur

52, RUE MADAME ET RUE MONSIEUR-LE-PRINCE, 14

1883

DU TRAITEMENT PROPHYLACTIQUE

DE

L'OPHTHALMIE DES NOUVEAU-NÉS

PAR L'ACIDE BORIQUE

PAR

LUCIEN CONNEN

Docteur en médecine de la Faculté de Paris.

PARIS

A. PARENT, IMPRIMEUR DE LA FACULTÉ DE MÉDECINE

A. DAVY, successeur

52, RUE MADAME ET RUE MONSIEUR-LE-PRINCE, 14

1883

MEIS ET AMICIS

DU TRAITEMENT PROPHYLACTIQUE

DE

L'OPHTHALMIE DES NOUVEAU-NÉS

PAR L'ACIDE BORIQUE

AVANT-PROPOS.

L'ophthalmie des nouveau-nés est une affection qui peut avoir pour l'organe de la vision des conséquences d'une grande gravité. Pénétrés de cette idée, les cliniciens se sont efforcés de prévenir et de guérir cette maladie par des moyens nombreux et variés.

Il est curieux, croyons-nous, de suivre dans leur évolution les différents traitements qui, au point de vue prophylactique et curatif ont joui d'une réputation plus ou moins méritée. Tous d'ailleurs comptent à leur actif un certain nombre de succès et nous croyons la science à l'heure actuelle suffisamment armée contre cet ennemi.

Mais, partant de ce principe, que préservation vaut mieux que guérison, nous avons, dans ce travail, étudié et recherché un traitement prophylactique qui sût joindre à la plus parfaite innocuité une efficacité réelle. L'acide borique employé en solution, à 3/100, réalise, croyons-nous, cette double condition.

Il faut bien le dire, la prophylaxie telle qu'on l'entendait jusqu'alors ne visait guère que les dangers courus par le fœtus pendant son séjour dans l'utérus et sa marche à travers le canal vaginal. Notre traitement, à nous, qui repose tout entier sur le principe de la prophylaxie permanente, a en vue, spécialement, les dangers que l'enfant courra au contact de l'air, des linges, de l'eau, de sa mère (bien portante ou malade), de sa garde, de sa nourrice. On ne saurait perdre de vue, d'autre part, que certains enfants d'une constitution spéciale, présentent, dès leur naissance, une fâcheuse tendance aux inflammations légères de la peau et des muqueuses, sans qu'il soit possible d'expliquer cette particularité. Ces inflammations se présentent sous forme d'érythème ou d'eczéma, discret généralement, sans compter une multitude de lésions cutanées difficiles à classer, mais qui se caractérisent par une prédisposition manifeste à la desquamation épidermique. Le derme restant à nu, il s'établit un suintement d'une durée variable.

A côté de ces cas, il en existe dans lesquels l'inflammation de la peau et des muqueuses, survient à titre d'accident passager et coïncide généralement avec une altération dans les fonctions digestives de l'enfant, ou un état de distrophie évident dont l'étiologie est souvent obscure et qu'on a l'habitude de rapporter à l'insuffisance ou à la mauvaise qualité de l'allaitement.

En pareille circonstance, l'ophthalmie survient comme elle survient chez les scrofuleux, les tuberculeux ou les cachectiques ; sa localisation sur la peau et la muqueuse des paupières est le phénomène dominant.

Ici encore, le traitement prophylactique a pour but de défier, en quelque sorte, la localisation oculaire de l'état général, et l'importance de ce but n'échappera à personne, quand on songe que la chronicité de la conjonctivite une fois réalisée est la principale source des lésions permanentes de l'œil.

C'est donc une prophylaxie de toutes les heures, avec le double objectif :

1° De prévenir les accidents d'origine extérieure ;

2° D'empêcher la localisation oculaire d'un état pathologique interne.

Est-elle suffisante ?

L'expérience semble dire qu'elle devrait être de toutes les minutes. — D'une application facile, simple toilette de l'œil, qui ne vient que compléter celle du nouveau-né, au moment du change ou pansement, notre traitement prophylactique jouit encore de l'avantage de pouvoir être administré à des intervalles plus rapprochés. Son innocuité complète autorise, pensons-nous, la recherche d'une prophylaxie plus rigoureuse encore.

Voici quel est ce traitement prophylactique tel que nous l'employons. Deux fois par jour, matin et soir, au moment où les nourrices vont faire le change ou pansement des nouveau-nés, nous instillons dans les yeux de ces enfants, à l'aide d'un compte-gouttes, trois ou quatre gouttes de notre solution boriquée à 3/100 ; nous faisons en sorte qu'elle baigne bien l'œil tout entier, de manière qu'aucun point n'échappe à son contact. C'est simple, inoffensif, et facile à faire, même pour des gens inexpérimentés.

Nous avons, dans un chapitre de début, résumé au sujet de l'étiologie de cette affection, les idées admises par la plupart des cliniciens, idées qui expliquent les conceptions thérapeutiques nouvelles qu'ont engendrées la découverte du micrococcus vaginalis et des microbes du pus. Puis, dans un chapitre d'historique, nous avons énuméré les principaux traitements prophylactiques et curatifs, croyant qu'il serait intéressant de les suivre dans les diverses phases qu'ils ont parcourues.

Après avoir décrit notre traitement prophylactique et montré son action physiologique sur les yeux sains des nouveau-nés, nous présentons les observations que nous avons pu recueillir, nous les faisons suivre de réflexions sur ce qu'elles ont d'intéressant. Nous comparons l'état actuel de la clinique, au point de vue de l'état des yeux des nouveau-nés, avec celui qui existait antérieurement à l'institution de notre traitement prophylactique, et finalement nous formulons nos conclusions.

De cette thèse qui repose sur une étude clinique de près de six mois à la clinique d'accouchements (les enfants ayant été observés et suivis, les traitements comparés), il résulte pour nous que les résultats à ce jour, dus au traitement prophylactique de l'ophthalmie des nouveau-nés, par l'acide borique, sont à la fois une satisfaction et un encouragement réels à l'emploi de ce traitement.

Il est aisé de comprendre que notre thèse est surtout le résultat de recherches limitées à un milieu particulier, c'est une étude qui vise surtout l'état sanitaire nosocomial.

C'est ici, par conséquent, le lieu de mettre bien en relief ces quelques données de premier ordre : lorsque l'état sanitaire des femmes accouchées est bon, le milieu pouvant être à juste titre supposé aussi dans de bonnes conditions, on voit diminuer et disparaître les accidents des nouveaunés, l'ophthalmie diminue, et même les lymphangites du sein deviennent de véritables raretés.

Or, on sait à quel prix s'obtient une telle amélioration

du milieu. Dans notre cas, il est impossible de ne pas se rendre à l'évidenee des faits. Tous les efforts, depuis six mois, ont tendu constamment à l'assainissement de la clinique d'accouchements par l'emploi des procédés antiseptiques rigoureusement établis, et, depuis l'introduction de ces méthodes, nous avons pu constater que la mortalité par infection était nulle et que la morbidité, c'est-à-dire les accidents légers durant un ou deux jours, étaient réduits à un minimum remarquable. Ces changements ne pouvaient être obtenus qu'à la condition d'avoir en vue la protection de tout ce qui peut être atteint (voies génitales des femmes, seins, yeux des enfants). C'est donc à titre de corollaire complémentaire que ce traitement prophylactique de l'ophthalmie des nouveau-nés est venu s'ajouter à l'antisepsie prophylactique des femmes enceintes . . . .

Cette considération établie, discutable, elle, nous pensons que le même procédé peut être appliqué dans la pratique générale, dans certaines conditions déterminées, constitution médicale mauvaise, périodes épidémiques, centres populeux, agglomération, dans la classe pauvre, ouvrière surtout.

Avant d'aborder notre sujet, qu'il nous soit permis de remercier M. le Dr Charpentier, ainsi que M. le Dr Pinard, pour leur grande bienveillance à notre égard. Qu'il nous soit aussi permis d'exprimer à M. le Dr Doléris, chef de clinique, à qui revient l'initiative de ce traitement à la clinique d'accouchements et qui nous a donné l'idée de ce travail, notre reconnaissance pour la grande amabilité avec laquelle il a facilité notre tâche.

Que M. le professeur Pajot veuille bien accepter nos remerciements pour l'honneur qu'il a bien voulu nous faire en acceptant la présidence de notre thèse inaugurale.

ETIOLOGIE

Définition. — Le nom seul de conjonctivite purulente
des nouveau-nés tient lieu de définition de la maladie qui
nous occupe. Il faut ajouter trois autres caractères principaux : elle est contagieuse, virulente, et quelquefois épidémique (1).

Les auteurs ont reconnu à cette affection un certain
nombre de causes, les uns donnant à telle cause la prio-
rité, les autres faisant cette même cause absolument secon-
daire, les autres lui refusant même le droit d'existence.
Mais tous s'accordent à dire que cette affection est surtout
fréquente dans les maternités.

On a invoqué les changements soudains des propriétés
physiques de l'air, l'impressionnabilité au froid, les ablutions à l'eau froide, cause occasionnelle fréquente de la
maladie, le passage des enfants à l'église (relevailles ou
baptême). Dans certaines contrées, le vent froid et humide
qui vient de la mer ou des marais, donne l'ophthalmie
« comme s'il la soufflait dans les yeux ». La réunion de
nombreux enfants dans un espace restreint (c'est dans ces
circonstances défavorables que, s'il survient un ou plusieurs cas d'ophthalmie conjonctivale accompagnés de la
sécrétion d'un liquide muco-purulent, il se constitue des
foyers de contagion qu'il est alors difficile de limiter, et
surtout d'éteindre : les mauvaises rencontres que l'enfant
peut faire sur son chemin pendant que la tête voyage à

(1) Escalaïs.

travers le canal vaginal pendant le travail de l'accouchement.

Désirant savoir quelle pouvait être au juste sur les
yeux des nouveau-nés l'influence nocive des écoulements
vaginaux, le Dr Cedershold fit interroger 328 femmes qui
entrèrent à la Maternité de Stockolm et y accouchèrent
d'enfants qui purent être observés, sur le point de savoir si
elles présentaient ou non un écoulement vaginal : 137 en
étaient affectées, 181 exemptes. 30 enfants furent atteints
d'ophthalmie purulente, 20 provenant de mères ayant des
écoulements, 10 de mères n'en ayant pas. Il en résulte
donc que l'écoulement est commun chez les femmes enceintes, que toutes celles qui en sont atteintes ne commu-
niquent pas fatalement l'ophthalmie, qu'elle peut survenir
chez des enfants dont les mères n'ont pas d'écoulement,
preuve que la maladie peut reconnaître d'autres causes ;
mais si l'on considère que 20 enfants sur 137 proviennent
de mères atteintes d'écoulement, et seulement 10 sur 181
de mères sans écoulement, on voit que la proportion des
premiers est trois fois aussi considérable que celle des se-
conds. C'est donc là une cause fréquente de la maladie,
bien qu'elle n'en soit pas la cause unique. (*Medical Gazet,*
vol. XXVII, p. 382, London, 1840.) Toutefois, il est à remarquer que la maladie se développe souvent à une époque trop éloignée de la naissance pour pouvoir être rap-
portée à l'inoculation directe.

La chaleur d'un feu trop vif agissant sur des yeux s'ou-
vrant pour la première fois a été aussi incriminée. Ces
causes, d'ailleurs, s'exercent avec intensité sur les nouveau-nés, parce qu'elles y trouvent un terrain tout préparé
à se laisser atteindre par elles. Ces différentes causes peuvent, suivant les conditions individuelles des sujets et la
constitution du milieu ambiant, produire des ophthal-

mies conjonctivales de degrés variables. Otto Haab, Mackenzie, Arlt, Trousseau, Bouchut incriminent surtout les écoulements leucorrhéiques ou blennorrhagiques de la mère. Dans leur thèse inaugurale, MM. Péchin, Escalaïs, ont partagé cette manière de voir. « Nous pouvons affirmer, dit M. Escalaïs, que l'ophthalmie des nouveau-nés est due à l'inoculation des mucosités vaginales virulentes. » Otto Haab croit que les micrococcus font présumer avec une grande force qu'ils sont porteurs du virus de la blennorrhagie et de la conjonctivite purulente, d'où il suit que la conjonctivite purulente des nouveau-nés résulte d'une blennorrhagie du père ou de la mère.

Le professeur Arlt, étudiant la question, a constaté l'infection des parties génitales sur à peu près le tiers des mères. D'autre part, Trousseau et Lorrain, tout en déclarant que les nouveau-nés peuvent être affectés d'ophthalmie simple, comme les enfants plus âgés, reconnaissent encore une forme très grave qui se développe lorsqu'il règne dans les hôpitaux des maladies puerpérales. Cette ophthalmie spéciale, qui débute comme l'ophthalmie simple, déterminerait la perforation de l'œil en trois ou quatre jours. Dans nombre de cas, disent ces deux auteurs, elle doit être envisagée comme une manifestation puerpérale. Sans vouloir contredire cette affirmation, nous avouons n'avoir observé aucun cas qui nous permît d'admettre une telle cause à l'affection qui nous occupe. Velpeau, lui, au contraire, nie l'action des écoulements leucorrhéiques ou blennorrhagiques de la mère, parce que, dit-il, les paupières sont fermées au moment du passage à l'orifice vulvaire. Séchel, de son côté, regarde cette cause comme exceptionnelle, et M. Gosselin, ayant recherché l'ophthalmie chez de nombreux enfants nés de mères atteintes de vaginite, ne l'a pas trouvée.

Si l'écoulement, dit Marjolin, se joignait à la syphilis, il y aurait plus de probabilités, et cependant nombre de nouveau-nés syphilitiques ont les yeux parfaitement intacts.

On peut voir, par les citations que nous venons de faire, combien contradictoires sont les opinions de ces différents auteurs. Signalée par les uns comme très fréquente, citée par les autres comme exceptionnelle, niée même, l'influence leucorrhéique ou blennorrhagique a cependant, croyons-nous, d'après certains faits observés, une valeur que l'on ne saurait méconnaître. Il ne faudrait pas non plus rejeter la cause du froid et surtout du froid humide. (Nous avons vu des enfants qui avaient été portés de la Clinique d'accouchement à l'Académie de médecine, ayant les yeux parfaitement sains, contracter à la suite de ce petit voyage une ophthalmie qui ne pouvait reconnaître d'autre cause non purulente.)

Rien n'est plus fréquent, dit Darcer (thèse d'agrégation, p. 37, 1844), de voir l'ophthalmie précédée et accompagnée de coryza, d'angine, de bronchite.

Les cas d'ophthalmie sont d'ailleurs plus fréquents l'hiver et le printemps. M. Dequevauviller en a recueilli 347 cas en hiver, 345 au printemps; les deux autres trimestres, la proportion a baissé de 306 à 282.

Cette affection est manifestement contagieuse; trop de faits l'ont démontré pour que l'on puisse le mettre en doute. Ce qu'on ne peut nier, disent Trousseau et Lorain, c'est la contagion, qu'elle soit directe ou transmise par les linges, les éponges servant à nettoyer plusieurs enfants à la fois, ou indirecte et transmise par l'air ou par d'autres agents miasmatiques. Elle ne se transmet encore que trop fréquemment par contact direct, parce que, malgré tous les soins que l'on prend, il arrive à quelque nourrice de faire servir à des enfants sains des pièces de pansement ayant servi à des enfants malades. On a vu des enfants qui, pour avoir couché dans le berceau ayant servi à d'autres enfants infectés, contractaient la maladie. Au point de vue de la contagion, nous citerons aussi ces nombreux cas d'ophthalmie observés à l'hôpital des enfants de Gand, pendant plus de seize ans, et dont M. Van Roosbroeck découvrit la cause dans ce fait que les deux éponges qui servaient à laver les enfants, l'une pour les enfants sains, l'autre pour les malades, plongeaient toutes les deux dans le même vase et dans la même eau. (Dor.)

Elle peut aussi quelquefois affecter la forme épidémique. (Epidémie de Strasbourg.)

Parmi les causes que l'on a encore invoquées, nous citerons la débilité constitutionnelle de l'enfant. Il ne faudrait pas, pensons-nous, tenir un trop grand compte de la constitution de l'enfant; certainement les enfants chétifs peuvent plus que d'autres devenir malades sous l'influence de causes en apparence insignifiantes, mais que de fois l'ophthalmie ne s'est-elle pas développée chez des enfants d'une bonne constitution ? Nous attachons une importance plus grande à l'influence du milieu.

« On sait, dit M. Bar dans sa thèse d'agrégation de 1883, combien est fréquente cette affection dans les Maternités où la méthode antiseptique n'est pas appliquée. Les ophthalmies, dans un certain nombre de cas, sont contractées pendant l'accouchement (liquides sécrétés par la muqueuse vaginale); dans d'autres cas, l'inflammation de la conjonctive est due à l'action des germes portés sur cette muqueuse par les doigts, éponges, etc. » Enfin, on a invoqué aussi la longueur du travail pendant l'accouchement.

Nous nous demandons s'il ne faudrait pas incriminer la présence chez les mères de crevasses aux seins. Nous avons, en effet, constaté maintes fois l'habitude qu'ont les mères de laisser leurs enfants s'endormir pendant la tétée, se laissant elles-mêmes gagner par le sommeil : un mouvement de la mère ou de l'enfant peut alors fort bien amener l'œil du nouveau-né en contact avec le mamelon, et si ce mamelon est le siège de crevasses, on prévoit les inconvénients qui peuvent en résulter pour l'œil de l'enfant.

Nous en avons enfin fini avec cette longue énumération des causes de l'affection qui nous occupe. Le succès que nous avons retiré de la méthode prophylactique instituée à la Clinique d'accouchements par M. le Dr Doléris, chef de clinique, montre bien, croyons-nous, le cas qu'il faut faire du caractère virulent et éminemment contagieux de cette maladie.

HISTORIQUE.

Depuis bien des années déjà, l'ophthalmie des nouveau-
nés a appelé sur elle l'attention des cliniciens. La diversité
des traitements employés est considérable, et tous parais-
sent avoir droit à la revendication d'un certain nombre de
succès. On peut dire d'une façon générale que beaucoup
d'ophthalmies guérissent, quel que soit le mode de traitement employé. Trop nombreuses encore sont celles qui se
présentent avec un cortège de symptômes dont on ne saurait nier la réelle gravité.

Au point de vue prophylactique, d'excellents conseils ont
été donnés, et l'antisepsie préventive a déjà rencontré des
partisans convaincus.

Mackenzie donne le conseil de pratiquer des injections
utérines pendant le travail, dans le but de prévenir la con-
tamination par la sécrétion blennorrhéique.

Piringer ayant remarqué qu'une prompte ablution et l'application de fomentations froides peuvent prévenir l'infection ou mitiger l'inflammation survenue après avoir mis en
contact avec la conjonctive de la sécrétion blennorrhéique,
le professeur Arlt part de là pour prescrire de fréquentes
ablutions et même l'application d'un degré modéré de froid.
Il recommande en outre de prévenir, dans les établissements
d'accouchement, l'infection par l'intermédiaire de l'air. « Ne
« placez pas, dit-il, un trop grand nombre de malades
« blennorrhéiques dans la même chambre, ou même d'en-
« fants sains à côté d'autres infectés ; veillez au renouvel-

« lement de l'air, qu'il soit le moins possible imprégné de
« vapeurs aqueuses et plutôt froid que trop chaud (entre
« 15° et 10° R.) ».

Monsieur Dequevauviller voudrait un système de venti-
lation convenable qui permît de garder les fenêtres fermées,
et la température de la salle serait maintenue à un degré
constant.

Contre la contagion, il réunirait dans une partie de la
salle tous les malades aussitôt l'affection déclarée : avec
des courants d'air verticaux, l'appel d'air étant supérieur,
on entraînerait immédiatement les miasmes sans les faire
passer sur les berceaux des enfants sains. Il faudrait (toujours d'après le même auteur) débarrasser les berceaux des
rideaux qui les entourent, et l'on éviterait ainsi l'inconvé-
nient grave qu'ils présentent de concentrer dans l'air que
respire le petit malade les émanations nuisibles qui s'en
échappent. En l'absence de ce moyen, il faudrait établir au-
tant que possible dans les salles des courants d'air perpen-
diculairement à l'axe longitudinal des berceaux, les rideaux
ayant en ce sens une protection plus efficace.

Le même auteur recommande encore de ne jamais ouvrir
les croisées pendant que les enfants sont hors des berceaux,
vu que les rideaux sont ouverts. Examinez avec soin,
ajoute-t-il, les yeux des enfants, et dès que la moindre trace
de rougeur se montrera sur la conjonctive, placez-les à l'une
des extrémités de la salle et à la plus grande distance possible des autres sujets : isolez les enfants déjà malades et
ne vous servez pas pour les enfants sains des linges et des
vases qui ont servi à ceux qui sont atteints d'ophthalmie,
que tous les ans les murs soient blanchis à la chaux et les
peintures lessivées.

M. Maurice, dans sa thèse inaugurale de 1869, conseille
aussi d'éviter l'accumulation, l'encombrement, le séjour à

Connen.   2

·l'humidité, au froid, il s'oppose à l'allaitement artificiel et recommande l'isolement des enfants infectés.

M. le Dr Fieuzal préconise, comme moyen prophylactique et même comme moyen préventif, les lavages fréquents avec de l'eau tiède chargée d'un antiseptique et, au premier rang, il met l'acide phénique, borique.

De Graëfe, lui aussi, attache la plus haute importance à l'emploi prophylactique des antiseptiques.

L'assainissement des yeux des nouveau-nés par des moyens de prophylaxie antiseptique recommandé par Shiess, Gernugens, Alfred de Graëfe, Horner et Haussmann et employé ensuite par Bischoff, Olshausen et Crede, a porté les meilleurs fruits et mérite un encouragement sans restriction (1).

Haussmann recommande, en effet, de laver les yeux des enfants avec une solution phéniquée à 1/100 avant que les yeux se soient ouverts. Crede a surtout généralisé cette méthode (Maternité de Leipsig). Olshausen, sur le conseil de de Graëfe, eut recours à une solution d'eau phéniquée à 1/100. M. Péchin se basant sur ce que l'acide phénique ne peut être employé que lorsqu'il est d'excellente qualité, et que même alors il blesse et irrite facilement la cornée sans nécessité, préconise la résorcine qui, pure, irrite beaucoup moins et que l'on peut même employer sans danger à 5/100. Après avoir, lui aussi, conseillé l'isolement des enfants malades, il ajoute : « Ceux qui sont appelés à leur donner des soins feront bien d'user d'une extrême propreté, s'ils veulent éviter une inoculation toujours dangereuse ». M. Dor, dans le Lyon Médical de 1882, s'exprime ainsi :

« L'emploi de la méthode antiseptique est un des plus

(1) Péchin. Thèse inaugurale, 1883.

grands progrès de la chirurgie moderne. Les recherches microscopiques ayant démontré dans toutes les sécrétions virulentes, soit des micrococcus, soit des bactéries, il était à supposer que les conjonctivites purulentes, blennorrhagiques et diphthéritiques n'échappaient point à cette loi ».

Depuis deux années, dit-il, j'emploie contre l'ophthalmie purulente des nouveau-nés, le benzoate de soude en solution et je m'en suis très bien trouvé.

M. Escalaïs, dans sa thèse inaugurale, recommande d'installer au milieu des salles, des bouilloires, des pulvérisateurs qui répandent des vapeurs chargées d'acide phénique et de désinfecter tous les lits et les berceaux avec la liqueur de Van Swieten.

Enfin, dans sa thèse d'agrégation de 1883, M. Bar, passant en revue les antiseptiques, fait les plus grands éloges de l'acide borique :

« Etant interne de M. Tarnier, dit M. Bar, nous avons eu l'occasion d'examiner un certain nombre de liquides additionnés de substances antiseptiques variées dans lesquelles M. Tarnier avait placé des fragments de placenta ; ils avaient été exposés à l'air libre un certain nombre de jours ; seules la solution de sublimé au 1/1000 et la solution d'accide borique au 40/1000 ne contenaient aucune trace de germe ». Et plus loin : « De tous les antiseptiques que nous avons étudiés, l'acide borique est peut-être celui qui, au point de vue de la pratique ordinaire, doit être considéré comme le meilleur. Sans aucun doute, son pouvoir antiseptique est relativement faible, surtout si on le compare à celui du sublimé et même si on veut l'opposer à l'acide phénique ; mais il présente cet immense avantage de n'être pas *toxique*, de n'être pas *irritant* ; il peut donc être employé par les sages-femmes sans qu'on ait à craindre aucun accident d'intoxication ». Et il ajoute : « Disons enfin que les lavages avec une solution boriquée seraient de la plus grande utilité dans le traitement de l'ophthalmie purulente des nouveau-nés ». (Il recommande d'en laver les yeux de l'enfant dès sa naissance). A la Maternité de Paris, on instille dans les yeux de l'enfant, dès qu'il est né, quelques gouttes d'une solution d'azotate d'argent à 1/50.

On a aussi traité la question au point de vue prophylactique dans un sens forcément plus restreint, dans le cas, par exemple, où un œil seulement serait atteint d'ophthalmie. Pour empêcher l'infection de se propager à l'autre œil, M. Péchin recommande le monocle de Maurel, appareil qui consiste en un verre de montre fortement bombé, enchâssé dans une garniture de caoutchouc appliqué à une bande de caoutchouc qui le maintient autour de la tête. Plus pratique, M. Després propose de fermer l'œil sain avec un bandage composé d'un tampon d'ouate et d'une bande de flanelle ; on le renouvelle toutes les heures, afin de voir si la conjonctivite a attaqué l'œil situé sous l'appareil.

C'est surtout à propos du traitement curatif que l'initiative chirurgicale et médicale s'est donné libre carrière. Les antiphlogistiques de toute nature ont été préconisés. Les antiphlogistiques par les saignées, tels que les sangsues aux tempes, les scarifications des conjonctives, les antiphlogistiques par les dérivatifs sur le tube digestif. Velpeau avait commandé les vésicatoires sur les paupières fermées ; Wecker, la compression sur l'œil fermé ; Stelway, la teinture d'iode ; Serre (d'Uzès), les bains au sublimé ; il faisait verser des flots du liquide sur la tête de l'enfant et la figure en était inondée.

L'application constante du froid (morceau de glace enfermé dans un sachet de baudruche fondant sur l'œil) a été préconisée par M. Dor. On a aussi employé les scarifications après cautérisation. Critchett pratique la section verticale de toute l'épaisseur de la paupière supérieure.

Chassaignac, dans une lettre adressée à l'Académie royale des Sciences de Paris, appelle son attention « sur l'action très remarquable des douches conjonctivales tombant d'une hauteur plus ou moins considérable sur la surface de l'œil et des paupières. »

Natalis Guillot, dans le cas d'ophthalmie purulente confirmée, se sert de l'irrigateur Eguisier contenant de l'eau fraîche dont le jet agit à distance de 20 à 30 centimètres.

Bricheteau préconise également la douche oculaire. Bouchut recommande, en cas de chémosis, de pratiquer l'excision de la muqueuse. Le tartre stibié a été préconisé par Travers. Le calomel à dose fractionnée, jusqu'à salivation, a été proposé par les Anglais.

Il est bon de remarquer que parmi les chirurgiens qui se sont servis des collyres caustiques, tous ou presque tous font des lavages avant de les appliquer.

Contre les formes graves, Trousseau employait une solution forte de nitrate d'argent dès le début et terminait par les insufflations de poudre de sucre et de calomel. De Graëfe, qui a traité la question du traitement par le nitrate d'argent, donne à ce sujet des indications spéciales. Disons que la plupart des chirurgiens emploient le traitement par le nitrate d'argent pur ou mitigé. M. Dequeveauviller reconnaît une supériorité incontestable au traitement par les lotions au nitrate d'argent. M. Péchin, dans sa thèse inaugurale, considère comme étant le seul traitement sûrement efficace les cautérisations répétées avec le nitrate d'argent, soit mitigé, soit en solution concentrée. M. Gosselin, lui, préconise les ablutions avec l'eau fortement alcoolisée. M. Després et M. Desmares, recommandent tous deux le crayon de sulfate de cuivre et le collyre de sulfate de cuivre. Des lavages à l'eau chaude doivent être faits toutes les heures et des compresses d'eau chaude également, doivent recouvrir perpétuellement les yeux.

M. Otto Haab, de Zurich, dit, en parlant des antiseptiques, qu'il a été amené à s'en servir par la présence des micrococcus dans la sécrétion de la conjonctivite purulente des nouveau-nés, et, après avoir abandonné ce mode de traitement, il y est revenu.

Enfin, M. Escalaïs, dans sa thèse inaugurale de juillet 1883, vante le traitement par l'acide phénique. Il fait des lavages plus ou moins fréquents, suivant l'intensité de l'inflammation et l'abondance de la suppuration avec une solution à 1/300 d'acide phénique et d'eau tiède.

Ce traitement, employé pendant quelque temps à la Clinique, n'a pas donné tous les bons résultats qu'on était en droit d'attendre de lui. Soit qu'on ne l'ait pas observé scrupuleusement, soit qu'il faille incriminer toute autre cause (erreur dans le titre de la solution, par exemple), nous avons vu quelques ophthalmies lui résister avec une certaine ténacité. L'emploi que nous avons vu faire dans cette même clinique, en tant que traitement curatif, de l'acide borique à 3/100 conjointement à l'azotate d'argent en solution à 1/100, nous a donné de très beaux résultats ; nous n'avons guère vu d'ophthalmies lui résister plus de quatre jours, certaines cédant souvent en quarante-huit heures.

Nos préférences se portent donc, au point de vue curatif, sur le traitement par la solution boriquée associée au collyre au nitrate d'argent à 1/100. Il a, sur les irrigations phéniquées, l'avantage de n'être pas irritant ; d'une application plus facile, les résultats qu'il donne sont aussi, meilleurs et plus rapides.

TRAITEMENT PROPHYLACTIQUE

PAR L'ACIDE BORIQUE

Voici en quoi consiste le traitement prophylactique de l'ophthalmie des nouveau-nés par l'acide borique, tel que le préconise M. le Dr Doléris, traitement dont l'utilité et les avantages ont été reconnus par les maîtres éminents qui se sont, dans ces derniers temps, succédé à la clinique d'accouchements.

Immédiatement après sa naissance, l'enfant est soumis, deux fois par jour, matin et soir, à l'instillation faite dans chaque œil de quelques gouttes d'une solution d'acide borique titrée à 3/100. Ce traitement, d'une application facile, n'est, pour ainsi dire, qu'une toilette accessoire d'une muqueuse trop susceptible. Cette toilette particulière de l'œil se fait à la clinique d'accouchement, au moment du pansement ou change des nouveau-nés, elle vient le compléter, mais sans le compliquer en aucune sorte.

Pour l'exécution de notre traitement prophylactique, il est commode, croyons-nous, de se servir d'un compte-gouttes ; on aura soin de prendre garde qu'aucune partie de l'œil n'échappe au contact de la solution (1).

(1) Pendant plus d'un mois nous avons fait nous-même les instillations boriquées dans les yeux des nouveau-nés.

ACTION PHYSIOLOGIQUE.

Il nous reste maintenant à montrer l'action physiologique de l'acide borique, tel que nous l'employons, sur les yeux sains des nouveau-nés, dans le but de bien faire voir sa parfaite innocuité, nous proposant, ce premier point acquis, de mettre en lumière, par nos observations, son efficacité contre le développement de l'ophthalmie des nouveau-nés.

Voici quel a été, sur dix enfants soumis à notre observation, pendant une huitaine de jours, le résultat de nos recherches.

Et d'abord, nous dirons que, bien fait, ce traitement est supporté par les enfants sans aucune répulsion : pas de cris, pas de pleurs, ce qui ne manquerait pas de se produire s'ils devaient en éprouver la moindre souffrance.

Cette absence de douleurs s'explique bien d'ailleurs, par la nature même de l'acide employé qui est un acide presque neutre, sans propriété physique, comparable à l'acide carbonique.

Notre examen a d'abord porté sur l'état des yeux presque aussitôt après l'instillation de la solution boriquée, et voici ce que nous avons remarqué :

L'enfant rouvre immédiatement les yeux à la lumière, la conjonctive palpébrale est le siège d'une hyperhémie excessivement légère, chez quelques nouveau-nés cette rougeur inappréciable, pour ainsi dire, n'existe même pas. Du côté de la conjonctive bulbaire et de la sécrétion lacrymale aucun changement, l'œil conserve toute sa limpidité.

Environ une heure après cette petite opération, nous examinons à nouveau les mêmes enfants. L'œil est absolument normal, sur leur surface extérieure les paupières n'ont éprouvé aucune modification. Après trois ou quatre instillations de ce genre, il serait difficile à l'observateur le plus attentif de remarquer dans l'œil des nouveau-nés soumis à ce traitement, la plus légère altération.

OBSERVATIONS.

Nous rangeons, dans le tableau suivant, les chiffres ré-
sultant du compte statistique, d'ailleurs fort simple, qui
met en relief les résultats des six derniers mois.

Juillet.		Août.		Septembre.		Octobre.		Novembre.		Décembre.	
Nais-sances.	Ophthal-mies.	Nais-sances.	Ophthal-mies.	Nais-sances.	Ophthal-mies.	Nais-sances.	Ophthal-mies.	Nais-sances.	Ophthal-mies.	Nais-sances.	Ophthal-mies.
53	8	66	9	57	8	68	12 (1).	57	Du 1er au 11. 3 Du 11 au 30. 1	76	4

NOTA. — C'est en présence de ce nombre de cas d'ophthalmies qui s'accompagnaient de l'apparition de stomatite et d'entérite chez les nouveau-nés, que se fit sentir la nécessité d'un traitement prophy-lactique.

Pendant les trois premières semaines du mois d'octobre, il s'était produit douze cas d'ophthalmie. En présence de la propagation croissante de cette affection, M. Doléris proposa à M. le D' Charpentier l'emploi de l'eau boriquée d'une façon continue et méthodique. Dès la fin du mois, on pouvait constater une tendance marquée à la disparition des conjonctivites; les enfants malades avaient été rapidement guéris, grâce au traitement par l'acide borique à 3/100 associé au collyre au nitrate d'argent à 1/100.

Au mois de novembre, le service ayant été réorganisé par M. le docteur Pinard, il y eut méprise sur la façon dont la prophylaxie de la conjonctivite par les instillations réglées d'eau boriquée devait être entendue, et le personnel chargé de ce soin le négligea, fort à l'insu du chef de service et du chef de clinique. Cette négligence persista pendant une dizaine de jours, temps qui suffit pour qu'un certain nombre d'ophthalmies apparût, ce qui attira vite l'attention. A partir du 11 novembre, le traitement hygiénique préventif fut sévèrement repris, et voici quels furent de suite et quels ont été depuis cette époque les résultats obtenus.

Le 11 novembre, il y avait dans le service trois enfants atteints d'ophthalmie. C'étaient :

Le n° 1. Accouchement du 3 novembre. Le 6 se déclare une ophthalmie double qui dure jusqu'au 19 novembre.

Le n° 22. Accouchement du 8 novembre. Le 11, ophthalmie de l'œil droit, qui dura jusqu'au 17 novembre.

Le n° 29. Accouchement du 29 octobre. Conjonctivite de l'œil droit le 3 novembre. Guérison le 6 novembre.

Nota. — Ces trois enfants furent traités par les irrigations fréquentes d'eau phéniquée à 1/300. Comme on voit, la guérison a nécessité treize, six et trois jours.

A partir du 11 novembre, nous avons observé jusqu'à ce jour, 31 décembre, 5 cas de conjonctivite dont 1 insignifiant et que nous signalons pour n'être pas accusé de n'avoir pas scrupuleusement établi notre statistique.

Voici, d'ailleurs, le sommaire abrégé de chacun de ces cas, d'après l'ensemble desquels on pourra juger la valeur du procédé thérapeutique employé.

N° 16. Accouchement du 23 novembre. Le 27 novembre, conjonctivite de l'œil droit guérie le surlendemain par les lotions répétées d'*eau boriquée* suivies à chaque lavage de l'instillation de quelques gouttes de *collyre faible* (1/100) au *nitrate d'argent*.

N° 13. Accouchement du 27 novembre. Huit jours après, le 5 décembre, l'enfant contracte une ophthalmie de l'œil gauche, guérie le 8 décembre. Le traitement là aussi a consisté dans l'usage de la solution d'*acide borique* conjointement avec la solution de nitrate d'argent au 1/100.

Nota. — L'enfant avait été sorti le 4 décembre pour servir aux vaccinations de l'Académie de médecine.

N° 17. Accouchement du 26 novembre. Douze jours après, le 8 décembre, l'enfant contracte une ophthalmie de l'œil gauche qui dure jusqu'au 12 décembre. (La mère, se levant, promenait son enfant dans les couloirs et les salles). Même traitement que ci-dessus.

N° 26. Accouchement du 6 décembre. Le 10, conjonctivite de l'œil droit; le 14, l'œil semble guéri. Dans la journée du 15, sans qu'on pût s'expliquer sous quelle influence elle s'était produite, on constate, vers le soir, une légère recrudescence de l'inflammation qui cède, d'ailleurs, le 17 décembre.

Nota. — La mère avait éprouvé une poussée fébrile en rapport avec une lymphangite limitée du sein.

N° 24. Accouchement du 6 décembre. Le 14, ophthalmie de l'œil droit guérie au bout de trois jours.

Le traitement suivi a été le même pour ces deux derniers cas que pour les précédents.

OBSERVATIONS PERSONNELLES

Nous avons, dans ce tableau, inscrit les enfants nés viables et ayant vécu qui ont séjourné dans les salles de la clinique, du 11 novembre, jour où commence notre traitement prophylactique, jusqu'au 31 décembre, date à laquelle nous cessons nos observations.

Nous y exposons les cas d'ophthalmie qui s'y sont produits dans ce laps de temps et la durée de ces ophthalmies.

NOM des mères.	DURÉE du séjour.	ÉTAT DES YEUX des nouveau-nés.	DURÉE de la maladie.
Adèle Dumas.	du 3 au 19 nov.	Ophthalm des deux yeux.	6 au 19 nov. Nº 1.
Femme Bouillez.	du 3 au 15 nov.		»
Léontine Bayard	du 11 au 22 nov.	»	»
Femme Mandina.	du 2 au 14 nov.	»	»
Madeleine Gunter	du 6 au 24 nov.	»	»
Femme Verbecq.	du 5 au 16 nov.	»	»
Femme Gervais.	du 12 au 22 nov.	»	»
Séraphine Dugas.	du 5 au 19 nov.	»	»
Femme Lebrun.	du 6 au 19 nov.	»	»
Thérèse Crois.	du 9 au 14 nov.	»	»
Marie Hedde.	du 31 oct. au 16 nov.	»	»
Louise Legras.	du 8 au 21 nov.	»	»
Femme Romanoz.	du 22 oct. au 19 nov.	»	»
Henriette Boyer.	du 30 oct. au 19 nov.	»	»
Marie Poutrat.	du 30 oct. au 18 nov.	»	»
Elise Remacle.	du 13 au 29 nov.	»	»
Victorine Muriot.	du 7 au 24 nov.	»	»
Marie Descoux.	du 10 au 27 nov.	»	»
Femme Joly.	du 11 au 17 nov.	»	»
Amanda Deshayes	du 8 au 17 nov.	Ophth. de l'œil dr.	11 au 17 nov. Nº 22.
Ernestine Vaillant	du 13 au 27 nov.	»	»
Clara Noël.	du 29 oct. au 20 nov.	»	»
Félicie Henrion.	du 1er au 14 nov.	»	»
Femme Roquet.	du 14 au 27 nov.	»	»
Augustine Laborie	du 1er au 17 nov.	»	»
Augustine Damard	du 15 au 23 nov.	»	»
Femme Feuillet.	du 29 oct. au 13 nov.	»	3 au 6 nov. Nº 29.
Julie Laurent.	du 22 oct. au 15 nov.	»	»
Maria Cailloux.	du 11 au 24 nov.	»	»
Blanche Buchet.	du 23 oct. au 20 nov.	»	»
Victorine Mottier.	du 18 au 29 nov.	»	»
Veuve Saunier.	du 17 au 29 nov.	»	»
Femme Nieuviard	du 18 au 22 nov.	»	»
Femme Boutat.	du 17 au 6 déc.	»	»
Anne Libault.	du 18 au 26 nov.	»	»
Femme Mouray.	du 16 nov. au 1er déc.	»	»
Gabrielle Boizeau.	du 17 nov. au 1er déc.	»	»
Astelie Godet.	du 17 au 23 nov	»	»
Mélanie Colombe.	du 25 nov. au 6 déc.	»	»
Femme Dargent.	du 21 nov. au 1er déc.	»	»
Eug. Deceulemard	du 21 nov. au 1er déc.	»	»
Femme Delesse.	du 22 au 25 nov.	»	»
Julie Huet.	du 23 au 29 nov.	»	27 au 29 nov. Nº 16.
Marguer. Gautune	du 25 nov. au 4 déc.	»	»
Clémence Dubois.	du 28 nov. au 8 déc.	»	»
Eloïse Tréard.	du 26 nov. au 8 déc	»	»
Marie Privat.	du 23 nov. au 4 déc.	»	»
Femme Héron.	du 21 nov. au 4 déc	»	»
Marie Mainguy.	du 27 nov. au 9 déc.	Ophth. de l'œil g.	5 au 8 déc. Nº 13.
Julie Laurent.	du 22 oct. au 14 nov.	»	»
Julie Crouzet.	du 6 au 15 nov.	»	»
Marie Carabeux.	du 26 nov. au 12 déc.	»	8 au 12 déc. Nº 17.
Ern. Pelou.	du 1er au 7 déc.	»	»
Lucie Gérard.	du 6 au 31 déc.	Ophth. de l'œil dr.	12 au 17 déc. Nº 26.
Gabrielle Gascou.	du 28 nov. au 8 déc.	»	»
Marie Dupont.	du 2 au 15 déc.	»	»

NOM des mères.	DURÉE du séjour.	ÉTAT DES YEUX des nouveau-nés.	DURÉE de la maladie.
Eugénie Cosset.	du 3 au 10 déc.	Ophth. de l'œil dr.	12 au 17 déc. N° 26.
Jul. Poulmaire.	du 6 au 17 déc.	»	»
Marie Lefèvre.	du 9 au 18 déc.	»	»
Femme Coulamy.	du 6 au 17 déc.	»	»
Femme Vernhette.	du 6 au 21 déc.	»	14 au 17 déc. N° 24.
August. Gervais.	du 2 au 16 déc.	»	»
Femme Laurent.	du 2 au 8 déc.	»	»
Femme Lemarié.	du 26 nov. au 9 déc.	»	»
Femme Moulin.	du 11 au 19 déc.	»	»
Octavie Henry.	du 10 au 24 déc.	»	»
Stéphanie Lechat.	du 1er au 10 déc.	»	»
Femme Favrichon.	du 11 au 24 déc.	»	»
Maria Lelu.	du 23 nov. au 3 déc.	»	»
Marie Jauget.	du 3 au 20 déc.	»	»
Marie Fraisse.	du 4 au 20 déc.	»	»
Adèle Rocherieux.	du 24 nov. au 4 déc.	»	»
Femme Fourneau.	du 30 nov. au 9 déc.	»	»
Femme Tourette.	du 9 au 22 déc.	»	»
Frédér. Weller.	du 4 au 13 déc.	»	»
Veuve Allaume.	du 1er au 13 déc.	»	»
Femme Chapelain	du 6 au 16 déc.	»	»
Maria Bayard.	du 8 au 18 déc.	»	»
Hélène Jiars.	du 13 au 22 déc.	»	»
Marie Motton.	du 12 au 26 déc.	»	»
Femme Mutel.	du 15 au 23 déc.	»	»
Clém. Chevrière.	du 13 au 27 déc.	»	»
Mathilde Schmitt.	du 16 au 31 déc.	»	»
Femme Poulange.	du 15 au 29 déc.	»	»
Femme Miguet.	du 15 au 24 déc.	»	»
Joséphine Bédal.	du 13 au 21 déc.	»	»
Marie Dalodière.	du 15 au 26 déc.	»	»
Sidonie Chapelain.	du 15 au 23 déc.	»	»
Femme Orciet.	du 16 au 28 déc.	»	»
Marceline Bernis.	du 15 au 27 déc.	»	»
Femme Siora.	du 17 au 21 déc.	»	»
Caroline Zimmermann.	du 19 au 29 déc.	»	»
Nathalie François.	du 18 au 23 déc.	»	»
Elise Vasal.	du 19 au 30 déc.	»	»
Marie Leroy.	du 19 au 31 déc.	»	»
Marie Walter.	du 18 au 29 déc.	»	»
Euphras. Boulay.	du 18 au 29 déc.	»	»
Femme Barbot.	du 20 au 28 déc.	»	»
Femme Briard.	du 20 au 28 déc.	»	»
Femme Boucher.	du 19 au 26 déc.	»	»
Madeleine Gall.	du 22 au 27 déc.	»	»
Femme Crois.	du 20 au 24 déc.	»	»
Femme Ruelland.	du 21 au 31 déc.	»	»
Femme Rousselle.	du 22 au 31 déc.	»	»
Femme Rehaume.	du 22 au 31 déc.	»	»
Femme Verdier (1).	du 21 au 28 déc.	»	»

(1) Grossesse gémellaire. La mère passe en gynécologie, ses enfants sont mis dans la couveuse.

NOM des mères	DURÉE du séjour.	ÉTAT DES YEUX des nouveau-nés.	DURÉE de la maladie.
Femme Lachaux.	du 24 au 31 déc.	Ophth. de l'œil dr.	14 au 17 déc. Nº 24.
Femme Chandelle.	du 24 au 31 déc.	»	»
Joséph. Lourdais.	du 25 au 31 déc.	»	»
Rose Lesse.	du 25 au 31 déc.	»	»
Veuve Millet.	du 24 au 31 déc.	»	»
Femme Cazau.	du 25 au 31 déc.	»	»
Femme Persant.	du 24 au 31 déc.	»	»
Femme Bouillon.	du 22 au 31 déc.	»	»
Marie Piat.	du 26 au 31 déc.	»	»
Mathilde Juré.	du 26 au 31 déc.	»	»
Femme Duchène.	du 27 au 31 déc.	»	»
Marie Neykorff.	du 28 au 31 déc.	»	»
Marie Kerfontaine	du 28 au 31 déc.	»	»
Marie Vic.	du 28 au 31 déc.	»	»
Marie Cremer.	du 29 au 31 déc.	»	»
Marie Hang.	du 29 au 31 déc.	»	»
Mathilde Desforges	du 29 au 31 déc.	»	»
Marie Lagarde.	du 28 au 31 déc.	»	»
Andr. Bourdignet.	du 28 au 31 déc.	»	»
Marie Villio.	du 30 au 31 déc.	»	»
Estelle Marotine.	du 29 au 31 déc.	»	»
Femme Stolz.	du 29 au 31 déc.	»	»
Louise Fouchet.	du 29 au 31 déc.	»	»
Femme Vilot.	du 30 au 31 déc.	»	»
Justine Staud.	du 30 au 31 déc.	»	»
Femme Schmetle.	du 29 au 31 déc.	»	»

CONCLUSIONS.

Il suffit de jeter un coup d'œil sur le tableau que nous avons fait à la fin de ce travail, tableau dans lequel nous exposons le nombre d'enfants qui ont échappé à l'ophthalmie, ainsi que le nombre de ceux qui en ont été atteints depuis l'institution de notre traitement prophylactique, puis de le comparer avec celui qui relate les cas d'ophthalmie pendant une période de plus de quatre mois, antérieurement à ce même traitement, pour voir qu'à partir du moment où nous avons employé notre traitement prophylactique, le nombre des ophthalmies a diminué dans de très grandes proportions. Nous n'avons encore pu, il est vrai, constater la suppression complète de cette affection, mais en employant ce traitement à de plus fréquents intervalles peut-être (tous autres soins d'hygiène étant gardés d'ailleurs et toutes les sources d'infection taries), on arriverait, croyons-nous, à voir cette maladie disparaître complètement des Maternités.

Nous pouvons donc conclure :

1° Que ce traitement d'une grande simplicité est très facile à appliquer.

2° Que les résultats qu'il donne sont très bons.

3° Qu'il est d'une innocuité absolue et peut être, sans danger, confié même à des mains inexpérimentées.

INDEX BIBLIOGRAPHIQUE

Dictionnaire encyclopédique des sciences médicales. 2e série, 15,
Mackenzie. — T. I.
Ammon (De). — Traitement de l'ophthalmie des nouveau-nés. Ann.
d'Oculist., t. VIII, p. 57, 1842.
Arlt. — Mémoire sur le traitement de la conjonctivite des nouveau-
nés. Ann. d'oculist., t. XI, p. 49, 1858.
Dequevauviller. — De l'ophthalmie des nouveau-nés observée sous les
formes endémique et épidémique. Arch. génér. de méd., et
Ann. d'Oculist., t. IX, p. 232 et t. X, p. 76 et 135. 1843.
Trousseau. — De l'ophth. purul. des nouveau-nés. Journ. des Conn.
médico-chirurg., mai 1841 et Ann. d'Oculist., t. XXXV, 1856.
Chassaignac. — Sur la nat. et le traitem. de l'ophthalm. des nouveau-
nés, t. XVI, p. 138.
Guillot (Natalis). — Gaz. des hôp., juin 1858.
Wecker. — Thèse de 1861.
Bricheteau. — La douche oculaire contre l'ophth. des nouveau-nés
Ann. d'oculist., t. XLVI, nov. et déc. 1862.
Bouchut. — Traité prat. des mal. des nouveau-nés, 1862.
Maurice (Eugène). — Th. de Paris, 1869.
Dor. — Lyon méd., 7 mars 1880.
Després (Armand). — Chirurgie journalière.
Péchin. — Thèse de Paris, mars 1883.
Escalais. — Th. de Paris, juillet 1883.
Bar (Paul). — Thèse d'agrégation, 1883.

Paris. — A. Parent, imp. de la Fac. de médec., A. Davy, successeur,
52, rue Madame et rue M.-le-Prince, 14.